AF316544

TRAITEMENT

DE LA

DIPHTÉRIE

PAR LA

RÉSORCINE

PAR

Le Docteur Hippocrate CALLIAS

Médaillé de bronze de l'Assistance publique.
Lauréat de la Faculté et de l'Académie de médecine de Paris.
Membre de la Société de médecine pratique.

Mémoire lu à la Société de Médecine Pratique, 7 Mars 1889.

PARIS

BUREAU DES PUBLICATIONS DU *Journal de Médecine de Paris*

35, BOULEVARD HAUSSMANN, 35,

—

1889

TRAITEMENT

DE LA

DIPHTÉRIE

PAR LA

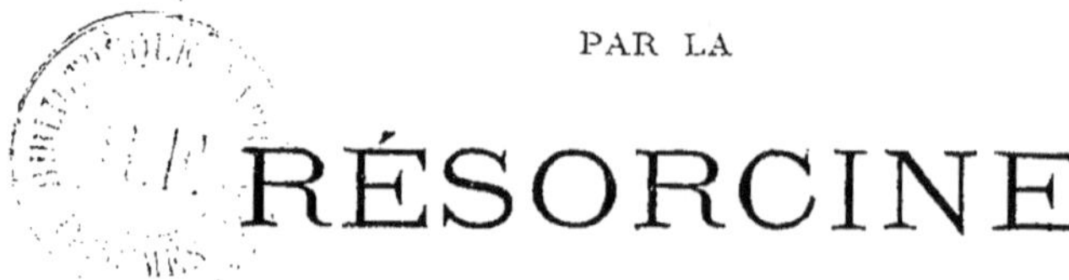RÉSORCINE

PAR

Le Docteur Hippocrate CALLIAS

Médaille de bronze de l'Assistance publique.
Lauréat de la Faculté et de l'Académie de médecine de Paris.
Membre de la Société de médecine pratique.

Mémoire lu à la Société de Médecine Pratique, 7 Mars 1889.

PARIS

BUREAU DES PUBLICATIONS DU *Journal de Médecine de Paris*

35, BOULEVARD HAUSSMANN, 35,

1889

DU MÊME AUTEUR

De la Résorcine et de son emploi en thérapeutique. — Recherches expérimentales et cliniques. — Paris, 1881, O. Berthier, éditeur.

De la Résoroine. — In *Bulletin de Thérapeutique.* — Juillet 1881.

De la persistance du trou de Botal chez un homme de soixante-deux ans. — In *Progrès médical.* — 1880.

Propriétés thérapeutiques de la Résorcine. — In *Concours médical.*

De l'Importance de l'Hygiène dans la tuberculose. — Projet d'Association pour l'étude des moyens et leur application à l'extinction de la tuberculose (présenté au Congrès pour l'étude de la tuberculose le 31 juillet 1888). Steinheil, éditeur.

TRAITEMENT DE LA DIPHTÉRIE

PAR LA

RÉSORCINE

PAR

Le Docteur Hippocrate CALLIAS

Il y a quelques jours, lorsque je n'avais pas encore l'honneur d'être des vôtres, une discussion *sur le traitement de la diphtérie* a eu lieu dans cette enceinte. Dans le compte rendu, publié par le *Bulletin Médical*, j'ai lu que mon honorable confrère, le D' Dubousquet, après avoir rendu compte des bons résultats obtenus par l'application de l'acide phénique suivant la méthode de M. Gaucher, finit par avouer que l'application de ce médicament est très douloureuse et, qu'en attendant l'expérimentation d'une substance dont l'application serait exempte de tous les inconvénients de l'acide phénique (laquelle substance, entre parenthèses, existe depuis un certain temps, mais n'a pas encore reçu la sanction officielle), il était *forcé* de s'en tenir au médicament qui lui avait donné des résultats si encourageants, malgré ses défauts réels.

Comme cette question très importante est encore à l'ordre du jour, il ne serait pas oiseux de revenir un peu sur cette discussion, non seulement au point de vue de la substance à employer dans le traitement de la diphtérie, mais aussi en ce qui concerne la méthode de traitement que M. Gaucher dit avoir instituée pour la guérison de la diphtérie, et dont les résultats ont été présentés ici par l'honorable collègue, M. Dubousquet.

Le dernier et remarquable mémoire de MM. Roux et Yersin sur le microbe de la diphtérie, paru dernièrement dans les Annales de l'Institut Pasteur, renferme quelques considérations pratiques du plus haut intérêt, applicables au traitement de la diphtérie, considérations que le médecin doit avoir constamment présentes dans son esprit.

Ces messieurs, après avoir institué des expériences très décisives sur le bacille de Klebs, sont arrivés à démontrer expérimentalement ce que le plus grand nombre de vous a déjà constaté dans la pratique, que le bacille de la diphtérie se développe de préférence sur une muqueuse irritée et malade, surtout à la suite de la rougeole et de la scarlatine ; que ce bacille se reproduit facilement sur une muqueuse dépourvue de son revêtement épithélial, dont l'absence facilite l'absorption du poison diphtéritique, la seule cause de tous les accidents consécutifs, et qu'enfin, lorsqu'on arrive à détruire sur place la colonie bacillaire, l'empoisonnement de l'organisme n'a pas lieu, la maladie est, pour ainsi dire, jugulée.

Ainsi, Messieurs, ces importantes considérations, ayant subi la sanction de l'expérience et que chacun de nous avait déjà pu voir se réaliser dans la pratique, nous induisent à penser qu'il est de notre devoir : 1º de chercher à conserver, autant que possible, la surface épithéliale intacte ; par conséquent, aucune violence ne devrait être de mise en cette occasion, surtout chez les enfants dont le revêtement épithélial des muqueuses nasale, buccale, pharyngée et laryngée est si fragile ; 2º de chercher à obtenir, par tous les moyens existants en notre possession, l'antisepsie des premières voies respiratoires aussi complète que possible, sans douleurs et sans excoriations, pour empêcher le développement du bacille de Klebs et ses conséquences funestes.

Les badigeonnages et les lavages du fond de la gorge se pratiquent depuis longtemps. M. Gaucher préconise surtout le raclage de la surface malade avec un pinceau de blaireau en crins durs taillés en brosse. Cette manière de faire, très douloureuse par elle-même, n'est pas facile chez les enfants qu'il est presque impossible de maintenir sans violence, surtout après une première application.

Il est donc à craindre qu'on racle non seulement les parties atteintes, mais aussi la muqueuse indemne par laquelle l'absorption du poison diphtéritique pourrait se faire aisément. Du reste, même avec un pinceau souple et bien fourni, le seul dont je me sers depuis huit ans, le badigeonnage un peu brusque peut, chez les enfants indociles, mettre la muqueuse à vif.

Il existe un certain nombre de puissants antiseptiques, dont l'emploi est plus ou moins facile, suivant leurs propriétés physiques et pharmaceutiques. L'acide phénique, le thymol, l'acide salicylique, etc., sont trop connus pour que je me dispense d'en parler, du reste je ne les ai presque pas employés.

La résorcine, au contraire, que j'ai longuement étudiée, expérimentée et appliquée, de la même famille que les autres phénols, est encore aujourd'hui assez peu connue et peu employée en France, malgré les vœux que j'ai formulés à plusieurs reprises, et malgré les remarquables propriétés qu'elle possède non seulement comme antiseptique, mais aussi au point de vue de sa facilité si extraordinaire d'application, surtout chez les enfants, à cause de sa saveur sucrée et sans arrière-goût désagréable, sa solubilité extrême dans l'eau, son odeur nulle, sa légère causticité, même en nature, et aussi parce que, même employée pure, elle n'occasionne pas de douleur, elle ne produit aucune irritation et qu'elle est même, je crois, légèrement anesthésique.

J'insiste surtout sur la pureté du médicament qui ne doit se colorer ni à l'air, ni à la lumière, même au bout de longtemps lorsqu'il est absolument pur, car, si on a des mécomptes, ils ne peuvent être attribués qu'à l'impureté de la résorcine, comme j'ai pu l'observer à plusieurs reprises.

L'application des cristaux purs de résorcine sur la muqueuse buccale, ce que, du reste, vous pouvez expérimenter sur vous-même, ne produit qu'une légère constriction avec légère anesthésie consécutive ; la muqueuse blanchit en se cautérisant superficiellement, mais la cautérisation ne va pas plus loin, et tout cela disparaît au bout de quelques heures.

Voilà donc des propriétés que peu de médicaments possèdent et qui ne sont ni à dédaigner ni à négliger.

Peut-on dire la même chose pour l'acide phénique ou autre ? Je ne le pense pas ; ai-je raison alors d'insister depuis si longtemps pour l'adoption de ce médicament dans l'antisepsie médicale et chirurgicale ?

Depuis 1881, j'ai traité un très grand nombre d'angines diphtéritiques et quelques cas de croup, je vous prie donc de me permettre de vous indiquer ma manière de faire pour le traitement de la diphtérie, manière qui n'est pas bien éloignée de celle de MM. Gaucher et Dubousquet, excepté en ce qui concerne la substance médicamenteuse, dont je vous ai entretenus en quelques mots.

Le premier cas de croup que j'ai soigné, en 1881, au début de ma pratique médicale, est celui d'une fille de 9 ans chez laquelle je n'avais pas employé la résorcine ; il a eu une terminaison malheureuse.

A partir de cette époque, dans tous les cas de diphtérie assez nombreux que j'ai traités, j'ai toujours employé, chez les enfants de tout âge, les badigeonnages avec un pinceau droit ou courbe, en blaireau fin, souple et assez fourni, trempé dans une solution de résorcine de 5 à 10 pour 100. Ces badigeonnages étaient répétés toutes les heures, nuit et jour, dans les cas graves, et toutes les deux heures dans les cas bénins.

En dehors de cela, j'ai fait faire, au lieu de lavages qui sont difficiles à exécuter chez les enfants, des pulvérisations d'une solution de 1 à 2 pour 100 de résorcine, au devant des cavités nasale et buccale toutes les deux ou trois heures. De plus, chez les enfants atteints de croup, j'ai fait administrer des vomitifs au sulfate de cuivre et des toniques à l'extrait de quinquina jaune et au vin de Malaga.

Trois cas de croup : deux chez des enfants de 18 mois et un chez un enfant de 4 ans ; environ une centaine d'angines suspectes ou nettement diphtéritiques, seules ou accompagnées de rougeole ou de scarlatine, deux stomatites diphtéritiques graves et de nombreux cas de plaies diphtéritiques ont été traités et guéris par la résorcine dont l'efficacité incontestable est démontrée, surtout dans une épidémie de rougeole et d'angine observée dans un pensionnat d'environ *deux cents élèves.*

La relation de cette épidémie est curieuse et très instructive au point de vue de l'influence de l'antisepsie locale des voies aériennes, sur le développement de la diphtérie.

Tous les élèves, environ une quarantaine, qui ont présenté de légères traînées blanchâtres sur les piliers, la luette, les amygdales et le fond du pharynx avec légère extinction de la voix et des ganglions au niveau du larynx, (symptômes très manifestes du début de l'infection diphtéritique, puisqu'ils ont été observés à la suite de trois cas d'angines diphtéritiques très nettes survenues dans le pensionnat) tous les élèves, dis-je, traités immédiatement par la résorcine, avaient guéri rapidement, tandis que, sur *trois* jeunes gens de 11 à 12 ans, sortis malades et soignés chez leurs parents par d'autres médicaments, *deux* sont morts du croup, malgré la trachéotomie, cinq jours après leur sortie. Cette relation, ainsi qu'une partie des observations mentionnées plus haut sont insérées dans mon mémoire sur l'application clinique de la résorcine, présenté à l'Académie de médecine en 1886 et publié en 1837 (1).

J'ai toujours eu pour principe d'agir avec douceur et fermeté. Il est indispensable que le médecin emploie une grande vigilance et persévérance.

Il ne doit pas se fier au dire des parents, lesquels reculent souvent à employer un traitement *de tous les instants,* de peur de tourmenter inutilement et de fatiguer leurs enfants.

Il m'est arrivé de quitter une petite fille de 6 ans presque com-

---

(1) Etude clinique de la résorcine appliquée localement en médecine et en chirurgie, par le Dr Hippocrate Callias. O. Steinheil, éditeur, Paris.

plètement guérie, ne présentant qu'un point de la grosseur d'une tête d'épingle sur une amygdale, et d'être rappelé de nouveau, deux ou trois jours après, pour une récidive sérieuse, parce que les parents avaient trouvé ce qui restait si insignifiant qu'ils n'ont pas cru devoir y attacher de l'importance, malgré mes recommandations.

Un autre cas, inséré page 20, obs. VI de mon mémoire, est aussi très instructif parce qu'il démontre, d'une manière irréfutable l'influence très salutaire des pulvérisations résorcinées, par lesquelles le liquide antiseptique pénètre partout, dans toutes les anfractuosités et les replis de l'arrière-gorge et du larynx, surtout lorsque le traitement est mollement appliqué par les parents. Dans ce cas, les plaques diphtéritiques, qui tapissaient la luette et le fond du pharynx et qui persistaient derrière la luette, malgré les badigeonnages faits par les parents, ont disparu très promptement, et la gorge s'est nettoyée vite à la suite des pulvérisations antiseptiques.

Du reste, avec les pulvérisations, les enfants peuvent respirer et crier à leur aise, et le liquide résorciné pénètre ainsi partout où sa présence peut être salutaire.

Je ne crois pas que les mêmes résultats puissent être obtenus avec les lavages par lesquels forcément, et cela se comprend aisément, le liquide ne peut pas pénétrer partout, surtout dans l'arrière-gorge et le larynx, car si cela arrivait, des accès de suffocation surviendraient aussitôt.

J'ai recommandé aussi d'appliquer la résorcine en solution très concentrée toutes les fois qu'il y a nécessité, c'est-à-dire lorsque l'amélioration tarde à se manifester. Dans ces cas-là, on doit le faire soi-même deux ou trois fois par jour, quoiqu'il n'y ait *aucun danger de produire des eschares*, même si on appliquait le médicament en cristaux pulvérisés, comme cela arrive avec l'acide phénique. Je suis même disposé, à cause de cette innocuité de la résorcine appliquée localement, à l'employer ultérieurement en fumigations, une ou deux fois par jour pendant une ou deux minutes, en faisant respirer aux petits malades atteints de diphtérie laryngée, pharyngée et nasale grave, de la résorcine en nature, sublimée par une chaleur modérée, celle d'une bougie par exemple, qui ne pourrait pas la décomposer. Je suis aussi d'avis de faire sublimer, de temps en temps, un peu de résorcine, dans la pièce où séjourne le malade.

En résumé, si le médecin emploie de la vigilance et de la modération, je ne crois pas qu'il puisse observer des accidents avec la résorcine pure, même en nature, chez tous les enfants, car l'élimination du médicament est très rapide, quoiqu'elle soit absorbée en certaine quantité par les enfants pendant les badigeonnages et les pulvérisations pour lesquels ils ne montrent aucune répugnance. Du r ee même la coloration rosée des urines qu'on observe quelquefois, parce que la résorcine se décompose très facilement dans l'organisme, ne doit pas être considérée comme un obstacle à la continuation de ce médicament. En dernier lieu, j'ai remarqué que la résorcine, quoique appliquée localement, par son absorption rapide, produit une sédation très manifeste des phénomènes généraux.

J'insiste surtout sur la grande facilité avec laquelle on applique ce médicament chez les enfants ; j'en ai vu qui venaient au devant des pulvérisations, et je puis même vous citer un exemple que j'ai journellement sous les yeux : c'est celui de mon fils âgé de deux ans, lequel, depuis longtemps, se présente de lui-même et ouvre la bouche devant le pulvérisateur. Cela, messieurs, ne doit nullement vous étonner, car la solution de résorcine ressemble absolument à de l'eau sucrée et ne produit aucune irritation ni dégoût.

Clermont (Oise). — Imprimerie Daix frères, 3, place Saint-André.